# Angststörungen Alpträume Depressionen

## Meine Erfahrungen mit Angst und Depressionen

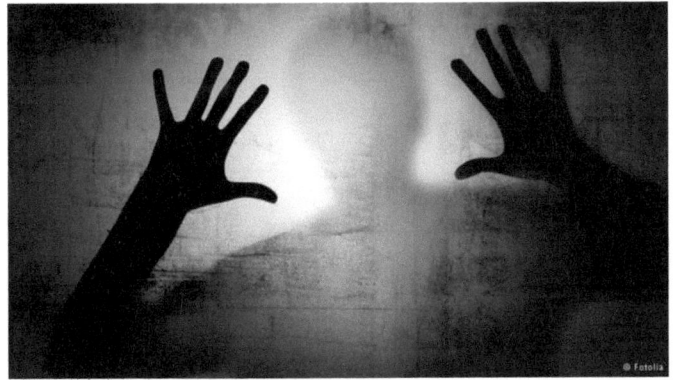

Heinz Duthel

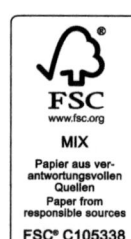

Heinz Duthel
Copyright © 2015 Heinz Duthel
All rights reserved.
ISBN- 9783738626988
Herstellung und Verlag:
BoD - Books on Demand GmbH, Norderstedt

## SPEZIELLE WIDMUNG UND DANKSAGUNG!

Dem Jugendamt vom Nürnberg und ihren Kriminellen Kinder und Erziehungsheimen in Bayern

## *DANKSAGUNG*

Frau Prof. Auch LKH Köln, 1979
Herrn Prof. Ernst von Wildern, Wien
Herrn Prof. Dr. Bergemann, Uni Bern
LVR-Landesjugendamt Rheinland
**Besonders:**
Frau Cornelia Nowak LVR
Dr. med. Reinhard Troebs, Köln Rath Heumar für seine endlose Geduld mit mir

# DIE ANGSTSCHWELLE IST VOM STRESSPEGEL ABHÄNGIG

*Angststörungen Alpträume Depressionen*

*Die Angstschwelle ist vom Stresspegel abhängig*

## Meine Erfahrungen mit Angst und Depressionen

Ich bin mir im Klaren darüber, dass jemand, der selbst noch keine Panik-Attacke erlebt hat und nicht an Depressionen erkrankt ist, das Geschilderte kaum nachfühlen kann. Trotzdem möchte ich meinen ganz persönlichen Leidensweg aufzeichnen, in der Hoffnung, dass es jemandem in einer ähnlichen Situation Trost spendet oder gar hilft.

Als Angststörung bezeichnet man einen krankhaften Zustand, bei dem starke Ängste oder Panikattacken scheinbar grundlos und unangemessen auftreten und nicht die Folge von körperlichen Erkrankungen oder Suchtmittelmissbrauch sind. Es geht also nicht um Ängste vor echten Bedrohungen, wie Unfälle, Krieg, Terrorismus, Krankheit, Liebeskummer oder Arbeitsplatzverlust, sondern um unangebrachte, unrealistische oder übertriebe Ängste vor Dingen, vor denen andere Menschen normalerweise keine Angst haben.

Angststörungen haben viele Gesichter und verlaufen oft sehr unterschiedlich. Manche Menschen haben eine Panikstörung
    plötzliche, unerwartete Panikattacken aus heiterem Himmel

## *Agoraphobie*

Angst vor bestimmten Situationen, wie engen Räumen, oder vor weiteren Panikattacken

## *Generalisierte Angststörung (GAS)*

lang anhaltende Angst, ohne zu wissen, wovor man Angst hat

## *Soziale Phobie, Soziophobie*

Angst vor abwertender Beurteilung durch andere Menschen

## *Spezifische bzw. einfache Phobie*

Angst vor bestimmten Dingen, wie Spritzen, Spinnen o.ä.

## Panikattacke

Als Panikattacke wird das einzelne plötzliche und in der Regel nur einige Minuten anhaltende Auftreten einer körperlichen und psychischen Alarmreaktion (fight or flight) ohne objektiven äußeren Anlass bezeichnet. Oft ist den Betroffenen nicht klar, dass ihre Symptome Ausdruck einer Panikreaktion sind. Die ursprünglich der Energiebereitstellung (und damit dem Überleben) dienenden vegetativen Reaktionen im Körper werden dadurch als (lebens-) bedrohlich erlebt, was die Panik weiter antreibt.

Bei einigen Personen können die Panikattacken sich auch über einen längeren Zeitraum (bis zu mehreren Stunden) mit abgeschwächten Symptomen erstrecken. Weiterhin stehen bei einigen Personen die psychischen Symptome (Angstgedanken, Derealisation und Depersonalisation) im Vordergrund, während die physischen kaum ausgeprägt sind. Beiden Gruppen gemeinsam ist, dass die Symptome oft nicht als Auswirkung einer Panik erkannt werden.

# Teufelskreis Panikattacken

Typische Symptome einer Panikattacke sind:

Atemnot, Engegefühl in Brust und Kehle
Hyperventilation (als Folge Kribbelgefühle in Gesicht und Händen, Muskelkrämpfe)
Herzrasen
Schweißausbrüche
Zittern, Schwindel
Angstgedanken („Das ist ein Herzinfarkt", „Jetzt sterbe ich gleich", „Ich werde verrückt")
Depersonalisationsgefühle („Neben sich stehen", „Nicht mehr ich selber sein")
Derealisationsgefühle („Umgebung wird als fremd, unwirklich wahrgenommen")
Angst davor, Haus oder Wohnung zu verlassen, da etwas passieren könnte

Ausgelöst – und aufrechterhalten – werden die Panikattacken oft von automatisierten emotionalen und gedanklichen Fehlinterpretationen körperlicher Wahrnehmungen, was auch unter dem Begriff Panik-Teufelskreis beschrieben wird. Man achtet auch vermehrt auf die Symptome und wartet regelrecht, dass sie wieder auftreten. Auch durch regelmäßigen oder auch einmaligen Gebrauch von Rauschmitteln (Cannabis, LSD, Kampfer etc.) können Panikzustände ausgelöst werden, die möglicherweise auch noch nach dem Abklingen der Wirkung als chronisches Syndrom erhalten bleiben.

Panikattacken treten oft in Zusammenhang mit psychischen Störungen wie Agoraphobien, Panikstörungen, der posttraumatischen Belastungsstörung, Burnout-Syndrom oder Krankheitsphobien auf und lassen sich in der Regel im Rahmen einer Psychotherapie gut behandeln. Zur Behandlung von akuten Panikattacken werden in schweren Fällen kurzzeitig Benzodiazepine eingesetzt. Da diese aber ein großes Suchtpotenzial bergen, sind sie nicht für längerfristigen Einsatz geeignet.

## Angst und depressive Störung, gemischt

Zu den Symptomen der Angst kommen die der Depression. Man hat festgestellt, dass es durch die Angstsymptome, die häufig anfangs nicht als diese erkannt werden, auch noch zu Depressionen kommen kann. Man fühlt sich schlecht, weil anfangs kein Arzt helfen kann und eben keine körperlichen Symptome gefunden werden (Blut, Nerven etc.). Es kann daher vorkommen, dass man sich irgendwelche schweren körperlichen Erkrankungen einredet (Tumor etc.) und somit noch mehr darunter leidet. Dies kann sich mit der Zeit bis zur Depression aufschaukeln.

Auch die Feststellung, durch die Angst in der eigenen Leistungs- und Belastungsfähigkeit eingeschränkt zu sein, führt häufig dazu, dass sich die Betroffenen minderwertig oder schwach fühlen. Hinzu kommt die Scham über die sichtbaren Symptome, oder darüber, nicht "voll zu funktionieren".

# Was ist Angst

Als Angst bezeichnet man bestimmte Gefühle, Körperreaktionen und Verhaltensweisen, die Wirbeltiere und Menschen bei Gefahr zeigen bzw. verspüren. Angst ist ein uraltes angeborenes Verhaltensprogramm (Instinkt), welches ein Lebewesen vor Schaden bewahren soll, indem es primär die Aufmerksamkeit steigert und den Körper in Sekunden auf Höchstleistung bringt, um ihn auf Flucht oder Kampf vorzubereiten. Bestimmte Hormone, die bei Angst und Stress ausgeschüttet werden, sind zudem verantwortlich dafür, dass sich im Gehirn neue Bahnen bilden können, wodurch sich das Gehirn erst an neue Situationen anpassen kann.

Das Angstprogramm

Die Angstreaktion des Körpers läuft automatisch ab, wie ein Computerprogramm. Das Angstprogramm wird ausgelöst durch äußere oder innere, bewusste oder unbewusste Reize. Wenn bestimmte Kerne des limbischen Systems, das sind tief im Gehirn liegende Strukturen, eine Situation als gefährlich einstufen, laufen sofort angeborene Reaktionsmuster im Körper und Gehirn ab, die willentlich nur wenig beeinflusst werden können. Das Angstprogramm fährt den Körper auf Höchstleistung, indem Adrenalin und andere Hormone ins Blut ausgeschüttet und dadurch im ganzen Körper verteilt werden. Dies bewirkt eine Steigerung der Aufmerksamkeit, ein Erhöhen der

Herztätigkeit und des Atems, der Blutdruck steigt, der Körper wird gekühlt (Schweißausbrüche), die Muskelspannung wird erhöht (Zittern), die Verdauung wird unterbrochen und vieles mehr.

Auf bestimmte Gefahren reagieren Körper und Gehirn reflexartig, bevor das Bewusstsein informiert wird, welches zu langsam reagieren würde. So zum Beispiel, wenn man einen heißen Gegenstand berührt oder wenn ein sehr lautes Geräusch in unmittelbarer Nähe ertönt. Man spürt die Aktivierung des Angstprogrammes körperlich als Schrecksekunde. Erst nach der Aktivierung des Angstprogrammes dringen Informationen über den Auslöser ins Bewusstsein, damit die ganze Erfahrung für die Bewertung der Gefahr und für das Entwickeln einer Abwehrstrategie mit einbezogen werden können. Aber zu diesem Zeitpunkt ist das Angstprogramm mit all seinen körperlichen Auswirkungen bereits aktiviert. Es ist nicht möglich, das Angstprogramm willentlich zu unterdrücken!

Das Angstprogramm ist nicht nur durch Gefahrensituationen auslösbar. Man kann es auch künstlich durch elektrische Reizung bestimmter Gehirnstrukturen, mit Medikamenten oder Drogen auslösen. Auch viele körperliche und psychische Krankheiten können Angstattacken auslösen. Bei Menschen mit Panikstörungen scheint das Angstprogramm auch spontan ohne außergewöhnliche äußere Reize oder durch

Stressoren aktiviert zu werden, was sich in Panikattacken aus heiterem Himmel äußert.

Das Gehirn verknüpft jedes Gefühl mit der aktuellen Situation. So lernt es, Angst auslösende äußere Reize, zum Beispiel Gefahrensituationen, in Zukunft zu meiden. Wenn nun aber wegen einer Fehlfunktion das Angstprogramm ohne besonderen äußeren Reiz ausgelöst wird, verknüpft das Gehirn die Angstgefühle mit den körperlichen Symptomen, die durch das Angstprogramm ausgelöst worden sind (Herzrasen, Schweißausbruch, Zittern usw.). Das Gehirn meint also fälschlicherweise, die heftigen körperlichen Reaktionen, ausgelöst durch das Angstprogramm, sei die Ursache der Angstreaktion. Künftig wird jedes ähnliche körperliche Symptom (z.B. Herzklopfen bei einer Anstrengung) als Gefahr interpretiert und löst Befürchtungen aus. Diese Befürchtungen können ihrerseits wieder eine Panikattacke auslösen - ein Teufelskreis.

# Die Angstschwelle

Um das Angstprogramm zu aktivieren, müssen die auslösenden Reize eine bestimmte Schwelle überschreiten - die Angstschwelle. Kommt zum Beispiel ein gefährliches Tier in Sichtweite, wird das Angstprogramm erst bei Unterschreiten einer bestimmten Entfernung und/oder bei einem bestimmten Verhalten des Tieres aktiviert, um nicht unnötig körperliche Energie zu verschwenden.

Die Angstschwelle ist vom Stresspegel abhängig

Die Höhe der Angstschwelle ist individuell verschieden, z.T. genetisch vorgegeben, zum Teil durch gemachte Erfahrungen bestimmt. Aber auch äußere Umstände haben einen großen Einfluss auf die Angstschwelle. So ist zum Beispiel in der Nacht die Angstschwelle tiefer als bei Tag: Stell dir eine Frau vor, die durch enge Gassen geht, die ihr vertraut sind. Wenn sie nun hinter sich fremde Schritte hört, so nimmt sie diese am Tag gar nicht bewusst wahr, weil es eine alltägliche Situation ist, die nicht der Rede wert ist. Anders jedoch in der Nacht. Hört sie dann fremde Schritte hinter sich, schlägt das Gehirn Alarm, das Angstprogramm wird gestartet, Adrenalin fließt, die Aufmerksamkeit ist voll da, es werden Fluchtszenarien geplant usw.

Es gibt also einerseits Einflussgrößen wie Stress, welche die Grunderregung erhöhen und andererseits

Einflüsse, welche die Angstschwelle herabsetzen können. Manche Umstände machen auch beides gleichzeitig. Auch das Konsumieren von Genussmitteln wie Alkohol und Drogen (auch Nikotin und Koffein) oder bestimmten Medikamenten senkt die Angstschwelle. Je höher die Grunderregung (z.B. Stress) und je niedriger die Angstschwelle, umso weniger Zusatzbelastung braucht es, um das Angstprogramm auszulösen.
Angst und Furcht

Wenn die körperlichen Reaktionen, die durch das Angstprogramm ausgelöst werden, uns bewusst werden, sprechen wir vom Gefühl «Angst». Gefühle sind also bewusst gewordene körperliche Signale, wie Hunger, Durst, Angst, usw.

Wenn wir uns gefährliche Situationen vorstellen, so kommen uns auch die damit verbundenen Gefühle in den Sinn. Wir sprechen dann aber eher von Furcht, als von Angst, da in diesem Moment das Angstprogramm in der Regel noch nicht ausgelöst worden ist. Aber allein der Gedanke an angstmachende Situationen kann bei manchen Menschen die Grunderregung so stark steigern, dass zusammen mit einer herabgesetzten Angstschwelle das Angstprogramm ausgelöst wird. Dann hat der Mensch Angst oder, wenn die Angstreaktion ungewöhnlich stark ausfällt, gar Panikattacken.

Angst kann man erlernen

Das Angstprogramm wird nicht nur bei bestimmten, genetisch vorgegebenen Reizen ausgelöst. Man kann alle Wirbeltiere und den Menschen so konditionieren, dass das Angstprogramm auch bei harmlosen Reizen ausgelöst wird.

Angeborene Auslöser des Angstprogrammes sind zum Beispiel sehr laute Geräusche, wie ein lauter Knall oder Donner. Würde man einem Kind ein paar Mal unmittelbar vor einem sehr lauten Knall zum Beispiel einen harmlosen Stoffhasen zeigen, so brächte das Gehirn des Kindes das Stofftier mit dem Angst auslösenden Knall in Verbindung. Nach ein paar Versuchen würde es reichen, den Stoffhasen alleine zu zeigen, und das Kind würde panische Angst bekommen, auch wenn künftig kein Knall mehr damit verbunden wäre. Das Kind hätte eine Hasen-Phobie entwickelt. Dies wurde experimentell am 9 Monate alten Albert B. von Watson und Rayner im Jahre 1920 und von Mary Cover Jones am 2 Jahre und 10 Monate alten Peter im Jahr 1923 nachgewiesen!

Eine solche Konditionierung findet auch bei Erwachsenen bei der Entstehung einer Agoraphobie statt. Eine gerade erlebte Panikattacke wird vom Gehirn automatisch mit der neutralen Situation in Verbindung gebracht, in der man sich gerade befindet. Nach ein paar solchen Erlebnissen genügt alleine schon das Aufsuchen einer ähnlichen Situation, um das Angstprogramm auszulösen. Das Gehirn tendiert zudem zum Generalisieren. Hat man zum Beispiel in einem Bus eine Panikattacke erlebt, so kann künftig auch das Zug- oder Autofahren eine Panikattacke auslösen.

So werden immer mehr Situationen mit Angst besetzt. Wenn der Patient solche Situationen meidet, weil er der festen Überzeugung ist, sie seien eine Gefahr für sein Leben, wird sein Leben mehr und mehr eingeschränkt (siehe Agoraphobie). Agoraphobiker trauen sich

oft nicht einmal mehr aus dem Haus oder können einfache Erledigungen außer Haus oder Ausflüge nur mit Begleitung einer Vertrauensperson und unter starken Angstzuständen bewältigen.

# Panikattacken

Bei Menschen mit Angststörungen ist die Angstschwelle besonders tief. Manchmal ist sie so tief, dass eine Panikreaktion ausgelöst wird, auch wenn keine Gefahr vorhanden ist. Weil das Gehirn keinen äußeren Anlass erkennt, weshalb der Körper plötzlich so heftig agiert, interpretiert es die körperlichen Aktionen selbst (ausgelöst durch das Angstprogramm) als die eigentliche Gefahr. Der Mensch glaubt, schwer krank zu sein, sterben zu müssen oder verrückt zu werden.

Solche plötzlich, unerwartet, grundlos, aus heiterem Himmel auftretenden sehr intensiven körperlichen Reaktionen nennt man Panikattacken.

Bei einer Panikattacke ist die Angst stark übersteigert. Die natürlichen körperlichen und geistigen Abwehrfunktionen sind wie gelähmt. Der Patient ist nicht mehr in der Lage, die Situation richtig einzuschätzen und sich zu kontrollieren. Besonders schlimm ist, wenn die Panik-Attacken keine sichtbare äußere Ursache haben.
Symptome einer Panikattacke

Die Symptome variieren von Person zu Person. Typisch ist der plötzliche Beginn mit Herzklopfen, Brustschmerz, Erstickungsgefühlen, Schwindel und Entfremdungsgefühlen (Depersonalisation oder Derealisation). Fast stets entsteht dann sekundär auch Furcht zu sterben, vor Kontrollverlust oder Angst, wahnsinnig zu werden.

Die Dauer einer Panikattacke schwankt von zwei oder drei Minuten bis zu einigen Stunden. In den meisten Fällen hält sie aber 10 bis 30 Minuten an. Häufigkeit und Verlauf der Störung sind ziemlich unterschiedlich.

Patienten erleben in einer Panikattacke häufig ein Crescendo der Angst und der vegetativen Symptome, was zu einem meist fluchtartigen Verlassen des Ortes führt. Kommt dies in einer besonderen Situation vor, z.B. in einem Bus oder in einer Menschenmenge, so wird der Patient möglicherweise in Zukunft diese Situationen meiden.

Auf ähnliche Weise können häufige und unvorhersehbare Panikattacken Angst vor dem Alleinsein oder vor öffentlichen Plätzen hervorrufen (siehe Agoraphobie). Einer Panikattacke folgt meist die ständige Furcht vor einer erneuten Attacke.

# Panikstörung

Von Panikstörungen spricht man, wenn Panikattacken wiederholt auftreten. Häufig entwickelt sich eine Erwartungsangst vor der nächsten Attacke (Agoraphobie). Auch sozialer Rückzug kann eine Folge der Panikstörung sein.

Früher wurde die Angst- und Panikstörung als eine Form der Neurose (Angstneurose) bezeichnet. Inzwischen wird der Neurosebegriff allerdings nur noch selten verwendet.

Panikattacken können besonders bei Männern im Zusammenhang mit depressiven Störungen auftreten. Unterschied zwischen Panikstörung und Phobie

Die wesentlichen Kennzeichen von Panikstörungen sind wiederkehrende schwere Angstattacken (Panik), die sich nicht auf eine spezifische Situation oder besondere Umstände beschränken und deshalb auch nicht vorhersehbar sind.

Im Gegensatz dazu spricht man von Phobien, wenn sich die Panikattacke auf eine bestimmte Situation (zum Beispiel eingesperrt sein → Klaustrophobie) oder einen bestimmten Gegenstand (Spinnen-Phobie) bezieht. Tritt eine Panikattacke also in einer eindeutig phobischen Situation auf, wird sie als

Phobie gewertet. Eine Panikstörung wird nur bei Fehlen der Phobien diagnostiziert.

Trotz der unterschiedlichen Bezeichnung sind die Symptome bei Panikattacken und Phobien meist sehr ähnlich. Phobien sind jedoch einfacher zu therapieren, weil man eine angstbesetzte Situation gezielt herbeiführen kann.

# Ursachen von Panikstörungen

Über die Entstehung von Angst bestehen verschiedene, vielschichtige Theorien:

Psychoanalytische Theorien
Lerntheoretische Erklärungen
Neurobiologische Aspekte

Die Punkte 1 und 2 suchen die Ursachen für Angst- und Panikstörungen in bestimmten Umweltbedingungen. Aber warum entwickeln nicht alle Menschen unter ähnlichen Lernbedingungen Phobien?

Es wird davon ausgegangen, dass nicht allein schlechte Lernerfahrungen zu der Ausbildung einer Phobie führen, sondern dass dazu zusätzlich eine biologische Disposition bestehen muss. Ein Faktor, der hierbei eine Rolle zu spielen scheint, ist die Labilität oder Stabilität des autonomen Nervensystems.

Das autonome Nervensystem reguliert und kontrolliert die Funktionen der inneren Organe, z.B. Herz und Atmung. Bei Angstpatienten scheint es so zu sein, dass sie über ein labiles autonomes Nervensystem verfügen, das leicht durch verschiedenste Reize erregt werden kann. Dies führt dazu, dass Angstsymptome besonders schnell ausgebildet werden können.

Die Labilität des autonomen Nervensystems scheint angeboren zu sein. Weitere neurobiologische Befunde zeigen, dass bei Angstpatienten Besonderheiten bezüglich der Aktivität bestimmter Hirnregionen und der zugehörigen Botenstoffe vorliegen.

# Agoraphobie

Die Agoraphobie ist die schwerwiegendste Phobie. Sie tritt häufig zusammen mit der Panikstörung auf und beginnt in der Regel mit einer Reihe von Panikattacken.

Bei der Agoraphobie besteht nicht nur Angst vor weiten Plätzen (Agora = Marktplatz), bestimmten Orten, Situationen oder Menschenansammlungen, sondern Angst davor, was dort passieren könnte, wenn man allein ist, keine schützenden und vertrauten Personen um sich hat oder keine Fluchtmöglichkeit besteht. Das zentrale Gefühl ist: «Du sitzt in der Falle». Man fühlt sich wildfremden Menschen ausgeliefert.

Dieses Grundgefühl setzt eine körperliche Stressreaktion in Gange, die zu mancherlei unangenehmen Symptomen wie Herzrasen, Zittern, Schwindel, Schweißausbrüche, Schwächegefühle, Entfremdungsgefühle, Erstickungsgefühle, Herzstechen usw. führt. Diese Symptome lassen sich nicht willentlich kontrollieren und machen Angst, da sie der Situation nicht angemessen sind und man daher befürchtet, in Ohnmacht zu fallen, verrückt zu werden oder gar einen Herzinfarkt zu erleiden. Diese Befürchtungen wiederum steigern die Stressreaktion des Körpers und damit die Symptome in einer Art Teufelskreis immer weiter, bis es zur befürchteten

Panikattacke kommt, wenn man der Situation nicht entfliehen kann.

Auswirkungen einer Agoraphobie

Die Angst vor dem eigenen Körper, das heißt die Angst, körperliche oder psychische Symptome nicht mehr kontrollieren zu können, ist so dominant, dass weder vernünftige Argumente, noch positiv gemeisterte ähnliche Situationen etwas fruchten - die agoraphobische Angst bleibt. Für den Agoraphobiker scheint der einzige Ausweg das Verlassen und das zukünftige Vermeiden solcher und ähnlicher Situationen. Gemieden oder nur mit Unbehagen ertragen werden daher folgende Situationen:

Aufenthalt in öffentlichen Räumen, besonders wenn diese überfüllt sind (Geschäfte, Kirchen, Kinos, Behörden, Krankenhäuser, Gaststätten, Friseursalon)

Benutzung öffentlicher Verkehrsmitteln (Busse, Straßenbahnen, U-Bahnen, Züge, Flugzeuge, Schiffe), Liftfahren Schlange stehen

Aufenthalt im Freien bzw. Reisen, insbesondere allein in unbekannten Gegenden

Das ausgeprägte Vermeidungsverhalten führt oft zu einem totalen Rückzug in die eigene Wohnung. Doch auch hier kann das Gefühl der Sicherheit verloren gehen durch die Angst vor dem Alleinsein, wo die beschützende Wirkung vertrauter Personen fehlt.

Eine Agoraphobie zu haben bedeutet, ständig auf der Suche nach Sicherheit zu sein, wenn man sich potentiell bedrohlichen Situationen aussetzen soll. Sicherheit gibt die Anwesenheit vertrauter Personen (Partner, Kinder) oder von Haustieren (Hund), die Mitnahme von Medikamenten, etwas zum Festhalten, ein Handy, die räumliche Nähe einer Apotheke, eines Krankenhauses oder einer Arztpraxis, das Vorhandensein von Fluchtwegen usw.

Ursachen einer Agoraphobie Die Probleme von Menschen mit einer Agoraphobie dürfen nicht reduziert werden auf eine Furcht vor agoraphobischen Situationen. Die Angst ohnmächtig zu werden, physisch zusammenzubrechen, psychisch aus dem Tief nicht mehr herauszukommen, geistig durchzudrehen, keinen Ausweg mehr zu wissen, buchstäblich «in der Falle zu sitzen» stellt die Reaktion auf reale und nicht nur auf befürchtete Umstände dar. Traumatisierende Erlebnisse aus früherer Zeit werden in neuen Situationen immer wieder gefürchtet.

Konkrete existentielle Verwundungen haben dazu geführt, dass das frühere Vertrauen in die eigenen Fähigkeiten verloren gegangen ist, sodass man sich allen weiteren potentiellen Bedrohungen der eigenen Person schutzlos ausgeliefert fühlt. Allein gelassen zu sein – eben auch in agoraphobischen Situationen – aktiviert die fundamentale Erfahrung von Hilflosigkeit, Ausgeliefert-Sein und Geborgenheitsverlust.

Eine Krankheit- oder genetisch bedingte erhöhte Stressempfindlichkeit, gepaart mit mangelndem Urvertrauen oder erlebter Hilflosigkeit (z.B Trauma) sind die häufigsten Ursachen für das Entwickeln einer Agoraphobie.
Wie entsteht eine Agoraphobie?

Eine Agoraphobie entsteht meist nach folgendem Schema:

An einem bestimmten vorher neutralen Ort tritt eine erste Panikattacke oder eine panikähnliche Reaktion (z.B. Übelkeit, Schwindel) auf. Dem vorausgegangen ist meistens eine längere psychosoziale Belastungssituation, die mit dem Ort der Panikattacke nichts zu tun hat.

Die panische Reaktionsbereitsschaft nimmt zu – vor allem durch die Erfahrung, dass durch das plötzliche Verlassen des Ortes die Symptomatik sofort verschwindet und die Erkenntnis, dass das Meiden des Ortes eine neuerliche Panikattacke verhindert.

Wenn keine sinnvollen Bewältigungsstrategien zur Verfügung stehen, werden ab nun auch ähnliche Situationen «zur Sicherheit» gemieden – statt etwa vorher nur der Bus werden nun alle öffentlichen Verkehrsmittel als gefährlich angesehen. Man spricht von einer zunehmenden Generalisierung der gefürchteten Orte – vor allem, wenn tatsächlich auch anderswo eine Panikattacke aufgetreten ist.

So genannte «Sicherheitssignale» (z.B. Vertrauenspersonen, Medikamente, Alkohol, Handy) werden zur einzigen Garantie gegen agoraphobische Ängste. Sie schwächen das Vertrauen in die eigenen Handlungsmöglichkeiten immer mehr, der Bewegungsradius wird enger und enger, bis hin zur massiven Beeinträchtigung der sozialen und beruflichen Funktionsfähigkeit und der völligen Abhängigkeit von bestimmten Bezugspersonen.

Die wesentlichsten Therapieziele sind daher die Verbesserung des Sicherheitsgefühls und der Aufbau von Kompetenz.

# Behandlung von Angststörungen

Bei der Behandlung von Angststörungen hat sich eine Kombination medikamentöser und psycho- und soziotherapeutischer Ansätze als besonders wirkungsvoll gezeigt.
Entspannungsverfahren

Da das Erleben von Angst meist mit einer hohen Anspannung verbunden ist, ist es in der Bekämpfung der Angst besonders effektiv, wenn der Patient lernt, sich in einen Zustand der Entspannung zu bringen. Dazu sind folgende Techniken geeignet: Autogenes Training, Progressive Muskelentspannung und Biofeedback.
Kognitive Therapie

Der Patient soll hierbei erkennen, welche Denkabläufe, wie z.B. die Bewertung der körperlichen Symptome als Gefahr, zur Aufrechterhaltung seiner Angst beitragen. Diese Denkmuster sollen dann korrigiert werden. Dabei ist die Vermittlung von Informationen über die Störung sehr hilfreich.

# Verhaltenstherapie

Im Rahmen der verhaltenstherapeutischen Behandlung geht es vor allen Dingen darum, den Patienten dazu zu bringen, die angstauslösenden Situationen und Objekte nicht mehr zu meiden. Um dies zu erreichen werden die beiden Verfahren systematische Desensibilisierung und Reizkonfrontation angewandt. Hierbei soll sich der Patient der angstauslösenden Situation aussetzen. Ziel dieser Techniken ist, dass der Patient durch die Konfrontation mit der bisher gemiedenen Angstsituation merkt, dass die befürchteten Konsequenzen ausbleiben, und so seine Angst verliert.

Viele Patienten haben eine panische Angst vor dieser Form der Therapie. Die Vorstellung, sich bewusst einer Situation stellen zu müssen, in der man Todesängste durchlebt, hält viele Patienten von dieser Therapieform ab. Es braucht nicht nur Mut, sondern auch eine gewisse Kondition eine solche Therapie anzugehen. Deshalb sollte man so früh wie möglich damit beginnen.

# Tiefenpsychologische Verfahren

Diese Behandlungsmethode beruft sich auf die psychoanalytische Erklärung für Angststörungen. Der Konflikt, der nach dieser Erklärung der Angst zugrunde liegt, wird in der Therapie aufgedeckt und bearbeitet. An erster Stelle steht dabei die Verbesserung der Fähigkeit zur Angstbewältigung. Diese Therapie erstreckt sich meist über mehrere Jahre.
Soziotherapie

Bei dieser Behandlungsmethode geht es insbesondere darum, durch Einsatz von Gruppentherapie und stufenweiser beruflicher Eingliederung die soziale Isolierung, unter der viele Angstpatienten leiden, zu vermindern.

# Pharmakologische Therapie

Bei der medikamentösen Behandlung von Angststörungen werden am häufigsten Beruhigungsmittel eingesetzt. Am erfolgreichsten wurden diese Präparate bei der Therapie von Panikstörungen eingesetzt. Wegen ihrer beruhigenden Wirkung werden bei der Behandlung von Angststörungen auch Antidepressiva verschrieben.

Neuer Therapie-Ansatz

Die gestörte Regulation von Stresshormonen trägt maßgeblich zu schweren Depressionen bei. Wissenschaftler des Max-Planck-Instituts für Psychiatrie haben jenen Rezeptor identifiziert, über den Stresshormone Angstzustände und Depressionen auslösen.

Diese Erkenntnis eröffnet einen völlig neuartigen, "direkten" Weg zur Behandlung von Depressionen und Angstzuständen. Unter der Leitung von Prof. Florian Holsboer, Direktor des Münchner Max-Planck-Instituts, beginnen demnächst Studien mit einer neuen Substanz, die - entweder allein oder im Zusammenwirken mit klassischen Antidepressiva - eine rasche und anhaltende Heilung verspricht.

"Schon seit gut 20 Jahren weiß man, dass schwere Depressionen mit einer Erhöhung der Stresshormone einhergehen," erläutert Prof. Holsboer. "Umstritten blieb dabei allerdings, ob diese Überaktivität als Folge der Depression auftritt oder der Erkrankung vorangeht, also möglicherweise zu deren Entstehung beiträgt".

Überzeugende Hinweise, dass die fehlregulierte Sekretion von Stresshormonen schwere Depressionen oder pathologische Angstzustände auslöst, fanden Holsboer und seine Mitarbeiter zunächst in klinischen Studien an Patienten mit Depression. Weitere Belege lieferten Untersuchungen gesunder Personen, in deren Familien Depression erblich ist und daher ein hohes genetisches Risiko für diese Erkrankung vorliegt. Auch bei diesen, innerhalb der seit zehn Jahren laufenden "Münchner Vulnerabilitätsstudie" untersuchten Personen zeigten sich Veränderungen der Regulation von Stresshormonen. Fazit all dieser Analysen: Eine überschießende Aktivität der Stresshormone ist als Risikofaktor zu betrachten, der eine erhöhte Anfälligkeit für Depressionen bedingt.

Dabei taucht die Frage auf, ob man eine Depression durch die Regulierung der Stresshormone behandeln kann. Diese Frage liegt umso näher, als die klassischen Antidepressiva letztlich auch über die Normalisierung der Stresshormone zu wirken scheinen, obwohl sie zunächst an anderer Stelle angreifen. Dazu Holsboer: "Die gängigen

Antidepressiva wirken auf Neurotransmitter, auf Signalstoffe im Gehirn, und zwar innerhalb von Minuten. Dabei hat mich immer schon gewundert, dass ihre Effekte auf klinische Symptome erst nach Wochen auftreten. An die Möglichkeit eines Kausalzusammenhangs dachten wir, als wir fanden, dass die Normalisierung der Stresshormone der Linderung der depressiven Symptome vorauseilt. Umgekehrt erlitten geheilte Patienten, deren Stresshormonregulation immer noch gestört war, sehr häufig einen Rückfall. Wir begannen daher zu untersuchen, ob Antidepressiva möglicherweise eine Kaskade anstoßen, die zur Normalisierung der Stresshormone führt. Der Weg dorthin erfordert eine Vielzahl komplizierter Anpassungsprozesse im Gehirn, weshalb die Medikamente zeitlich verzögert wirken."

In den letzten Jahren haben die Kenntnisse, wie der zentrale Regelkreis der Stresshormone funktioniert, erheblich zugenommen. Eine wichtige Rolle spielt dabei der Hypothalamus, ein Hirnareal, in dem unter Stressbedingungen ein sogenanntes Neuropeptid (aus Nervenzellen freigesetztes Eiweißmolekül) gebildet wird: das sogenannte Corticotropin-freisetzende Hormon, kurz CRH. Dieses CRH gelangt zur Hirnanhangdrüse, die daraufhin das Hormon Corticotropin in die Blutbahn ausschüttet. Corticotropin schließlich regt die Nebennierenrinden zur Bildung und Freisetzung von Cortisol an, jenes Hormons, das den Organismus in den für Stress typischen "Alarmzustand" versetzt. Kurzfristig ist dieser Effekt zur Bewältigung der Stresssituation unentbehrlich, langfristig kann der erhöhte Spiegel des Stresshormons Cortisol aber auch eine Reihe negativer Veränderungen in verschiedenen Geweben hervorrufen, z.B. eine Verminderung der Knochendichte. Außerdem wirkt Cortisol auf die Stresshormonachse zurück und unterdrückt im Hypothalamus - im Sinne eines negativen Feedbacks - die Freisetzung von CRH. Dadurch wird bei Gesunden die überschießende Stressreaktion verhindert oder eine Anpassung an chronische Stresssituationen erreicht.

Durch molekularbiologische, tierexperimentelle und klinische Untersuchungen fanden die Wissenschaftler am Max-Planck-Institut für Psychiatrie heraus, dass dieser Feedback-Mechanismus bei Patienten mit Depression nicht funktioniert. Bei ihnen ist Cortisol nicht in der Lage, die vermehrte Freisetzung von CRH zu drosseln.

Blieb die Kernfrage, wie und wo genau im Gehirn dieses überschüssige CRH die für eine Depression typischen Symptome hervorruft. Zunächst hat Professor Rainer Landgraf vom Max-Planck-Institut für Psychiatrie mit molekularpharmakologischen Methoden herausgefunden, dass für die Entstehung von Stresshormonen und Angst ein bestimmter Rezeptor verantwortlich ist. An diesen CRH1-Rezeptor bindet sich CRH nicht nur in der Hypophyse, sondern auch im Gehirn. Um den Zusammenhang zwischen CRH, seinem Rezeptor und depressionstypischen Symptomen zu klären, wurden sogenannte "Knockout-Mäuse" erzeugt: Mäuse, bei denen mit Hilfe einer gezielten Mutation ein bestimmtes Gen ausgeschaltet wird, so dass das korrespondierende Genprodukt, ein Protein, und damit dessen biologische Funktion fehlen.

Das gentechnische Kunststück, diesen sogenannten CRH1-Rezeptor in Mäusen zu blockieren, gelang Dr. Wolfgang Wurst und den Mitarbeitern der von ihm geleiteten Gruppe "Molekulare Neurogenetik" am Max-Planck-Institut für Psychiatrie in Zusammenarbeit mit anderen Arbeitsgruppen dieses Instituts und der Gesellschaft für Strahlen- und Umweltforschung in Neuherberg. Mäuse, denen durch Ausschalten des Gens dieser CRH1-Rezeptor fehlt, verhalten sich ausgesprochen "gleichmütig": Sie zeigen unter extremen Stressbedingungen eine verminderte Hormonantwort und weniger Angst als ihre "normalen" Artgenossen. Die Hypothese, dass depressionstypische Symptome über den CRH1-Rezeptor vermittelt werden, hat sich also auch in diesem Experiment bestätigt.

Nun kann man einen Rezeptor auch in seiner Funktion manipulieren, indem man ein Molekül konstruiert, das auf ihn passt, sich an ihn heftet, ohne ihn zu aktivieren und ihn damit "unempfänglich" für Signalstoffe macht. Genau das ist den Forschern am Max-Planck-Institut für Psychiatrie inzwischen gelungen: sie haben in Kooperation mit einem Industriepartner einen Blocker für den CRH1-

Rezeptor charakterisiert und im Tierversuch erfolgreich getestet. So können Verhaltensveränderungen, wie sie unter stress- oder angsterzeugenden Bedingungen auftreten, mit dieser Substanz verhindert werden.

# Depressionen: Aus medizinischer Sicht

Depressionen sind eine Krankheit! Sie verlaufen anders als das gelegentliche «Nicht-gut-drauf-Sein». Depressive Menschen fühlen sich fast immer niedergeschlagen, sie sind traurig und hoffnungslos. Weil ihnen die natürliche Antriebskraft fehlt, können sie die geforderte Leistung nicht mehr erbringen.

Die Aufforderung «Reiße dich doch etwas zusammen» nützt da überhaupt nichts: Gerade das «Sich-nicht-zusammenreißen-Können» ist nämlich ein typisches Symptom für die Krankheit.
Symptome einer Depression

Die meisten depressiven Menschen klagen oft über körperliche Beschwerden wie Kopf- und Gliederschmerzen, Konzentrations- und Schlafstörungen, große Müdigkeit, Kraftlosigkeit oder Erschöpfung, Herzjagen. In einigen Fällen werden Depressionen von einer Panikstörung begleitet oder eingeleitet. Depressive Patienten sehen manchmal nur noch im Suizid die Erlösung aus ihrer Situation.

Man sagt auch, Depression ist die Krankheit der großen «Losigkeit»: Freudlos, Kraftlos, Schlaflos, Hilflos, Antriebslos, Appetitlos, usw.
Verlauf von Depressionen

Depressionen verlaufen oft nicht chronisch, sondern in Schüben. Ist ein Schub überstanden, sind die Betroffenen psychisch wieder stabil und am Arbeitsplatz voll leistungsfähig. Viele können zudem lernen, einen sich anbahnenden Schub zu erkennen und ihn mit geeigneten Medikamenten und Maßnahmen abzuwenden. Die Dauer eines Schubes und die Pausen dazwischen sind von Mensch zu Mensch verschieden, also unregelmäßig und unvorhersehbar.

Chronische Depressionen können mehrere Jahre, in seltenen Fällen ein ganzes Leben lang andauern.

**Depressionen: Ursachen**

Warum jemand an einer Depression erkrankt, weiß man nach wie vor nicht genau. Es gibt Menschen, die trotz harten Schicksalsschlägen nicht depressiv werden, und andere, die trotz positiver Lebensumstände unter Depressionen leiden. Einige Risikofaktoren sind bekannt, etwa Vererbung, Stoffwechselstörungen im Gehirn oder psychische Probleme. Viele depressiv veranlagte Menschen neigen zu Perfektionismus und übertriebener Selbstkritik.
Auslöser von Depressionen

Am Anfang einer Depression steht oft eine Lebenskrise: eine gestörte Liebesbeziehung, Arbeitslosigkeit oder eine (Sucht-) Krankheit.

# Depressionen: Auswirkungen

Die Symptome der Depression führen dazu, dass die Leistungsfähigkeit (z.B. am Arbeitsplatz) abnimmt und sich der Aktionsradius immer mehr verkleinert. Depressive sind kaum noch in der Lage, Beziehungen zu pflegen. Sie rufen nur noch selten an, schreiben kaum Briefe und machen selten Besuche oder sagen immer öfter Abmachungen wieder ab. Sie finden sogar keine Freude mehr an Urlaub und Freizeitbeschäftigungen. Alles ist unerträglich mühsam und anstrengend. Dies führt zur gesellschaftlichen Isolation, aus welcher der Kranke nur sehr schwer selbst herausfindet. Oft finden Depressive auch nicht die Kraft, Hilfe bei einem Arzt zu suchen.

Vielen Depressiven gelingt es einige Zeit, gegen außen eine Maske aufrecht zu erhalten. Man lässt sich die Gefühle nicht anmerken. Oft schämt sich der Depressive seiner Krankheit und trägt ungerechtfertigte Schuldgefühle mit sich herum: «Was mache ich falsch? Wofür werde ich betraft?».
Einfluss einer Depression auf das Umfeld

Wie bei jeder psychischen Erkrankung dürfen auch bei der Depression die Bedürfnisse der Angehörigen nicht vernachlässigt werden. Eine Depression belastet nicht nur den Patienten, sondern auch sein Umfeld. Dem Leiden zusehen müssen und nicht helfen können - dies bringt die Angehörigen nicht selten selbst an den Rand der Verzweiflung. Sie sollten sich deshalb nicht scheuen, Hilfe zu suchen, etwa in einer Selbsthilfegruppe.

# Depressionen: Behandlung

Depressionen können heute meist mit gutem Erfolg behandelt werden. Im Zentrum jeder Therapie stehen die Strategien der modernen Psychiatrie. Vereinfacht heißt dies: Medikamente und Psychotherapie. Vielen Depressiven gelingt es erst mit Hilfe von Medikamenten, wieder aus dem «schwarzen Loch» herauszufinden und dann mit Hilfe einer Therapie sich wieder aufzufangen.

In den letzten Jahren war immer wieder von neuen Wunderpillen gegen Depressionen zu hören: den sogenannten selektiven Serotonin-Wiederaufnahme-Hemmern (SSRI), die spezifisch auf Serotonin, eine Überträgersubstanz im Hirn, wirken. Diese Medikamente lösen im Vergleich zu älteren Antidepressiva weniger Nebenwirkungen wie Müdigkeit oder Mundtrockenheit aus. Doch Wunder können auch sie nicht bewirken.

Die Wirkung eines Antidepressivums stellt sich erst nach einigen Wochen ein! Man sollte das Medikament also nicht zu früh absetzen, wenn es nicht hilft. Wenn es dem Patienten wieder gut geht und Hoffnung besteht, dass die Depression geheilt ist, muss das Medikament noch mindestens sechs Monate lang eingenommen werden und kann dann über Wochen langsam reduziert und abgesetzt werden. Viele Patienten mit wiederkehrenden Depressionen nehmen Medikamente auch prophylaktisch in den 'guten Zeiten' ein, um die depressiven Phasen zu mildern oder ganz zu verhindern.

# Depressionen: Grenzen der Behandlung

Grenzen der medikamentösen Behandlung

Das Wohlbefinden eines Menschen hängt unter anderem vom komplizierten Zusammenspiel von verschiedenen Hormonen im Hirn ab. Es gibt bis heute keine Möglichkeiten, den momentanen Zustand der Hormone im Hirn zu messen und in einen Zusammenhang mit einer Depression zu bringen. Und selbst wenn der Zustand erfasst werden könnte, so würden verschiedene Menschen mit demselben Zustand sich wahrscheinlich unterschiedlich fühlen.

Deshalb ist es bisher nicht möglich, eine solche Erkrankung rein medikamentös zu heilen. Es gibt heute duzende von Antidepressiva, die alle ein wenig anders wirken. Dem Patienten bleibt manchmal nur übrig, eines nach dem anderen auszuprobieren, bis er für sich das passende gefunden hat. Da er jedes Präparat über mehrere Wochen einnehmen muss, bis sich eine Wirkung einstellt, kann es sehr lange dauern, bis er das Richtige gefunden hat.

# Grenzen der psychischen Behandlung

Die Psychologie versucht den Menschen zu helfen, Wege zu finden, wie sie aus ihrer Krankheit herausfinden. Da bei jedem Menschen andere Ursachen für eine Depression vorliegen, ist eine Hilfe oder gar Heilung schwierig und manchmal sehr langwierig.

Dass eine Behandlung nichts nützt, kann unter anderem damit zu tun haben, dass der Zeitpunkt dafür nicht richtig ist oder dass die «Chemie» mit dem Therapeuten nicht stimmt. Möglicherweise hängt es auch damit zusammen, dass der Patient die Sorge um die Gesundheit an den Partner, die Eltern oder an Fachleute delegieren konnte. Das ist so zu verstehen:

Sigmund Freud prägte den Begriff «sekundärer Krankheitsgewinn». Er meinte damit, dass es im Unbewussten eine Tendenz gibt, krank zu bleiben, obwohl man gesunden könnte, und dies bewusst auch anstrebt. Kranksein hat eben auch angenehme Aspekte: Kranke erfahren oft mehr Zuwendung als Gesunde, und von ihnen wird auch weniger erwartet. Würden Kranke gesund, müssten sie sich zudem den zwischenmenschlichen Konflikten stellen, die sie vielleicht krank gemacht haben. Und nicht zuletzt müssten sie sich wieder in unserer manchmal unbarmherzigen Wettbewerbsgesellschaft behaupten.

Damit Patientinnen und Patienten sich nach einem Zusammenbruch diesen Herausforderungen erneut stellen können, sollten Angehörige und Bekannte zwar Verständnis und Einfühlungsvermögen zeigen und Mut vermitteln. Sie dürfen aber den «Krankheitsgewinn» nicht dadurch vergrößern, dass sie der leidenden Person alles abnehmen. Der Patient muss soweit möglich seine Angelegenheiten selber an die Hand nehmen, denn nur so besteht eine gewisse Aussicht auf Erfolg.

# Hilfe für Depressive

Auf keinen Fall darf die Ursache für eine Depression in einem Selbstverschulden des Kranken gesucht werden. Natürlich hat jedes Verhalten Einfluss auf das Leben eines Menschen, aber es ist Gott gegeben, ob ein Mensch mit seinem Verhalten gesund ist und bleibt. Ein anderer Mensch könnte bei gleichem Verhalten todkrank sein!

Auf keinen Fall dürfen depressive Menschen gedrängt werden. Jede Art von Druck verschlimmert die Depression. Also keine Ratschläge in der Art: Es wird schon wieder, du musst dich jetzt nur etwas zusammenreißen usw.

Hier ein paar Tipps, wie sie einem Depressiven helfen können:

Nicht böse sein, wenn er sich nie oder nur sehr selten meldet. Nicht persönlich nehmen, wenn er kurzfristig einen bereits zugesagten Besuch oder eine Einladung absagt.

Haben sie Geduld. Geben Sie dem Depressiven die Zeit, die er braucht, um mit der Krankheit fertig zu werden.

Entlasten Sie den Depressiven, indem sie anderen seine Situation erklären.

Begleiten sie lieber den Kranken zu einem Arzt, statt ihn mit Ratschlägen zu bombardieren, was er tun soll.

# Meine Erfahrungen mit Angst und Depressionen

Ich bin mir im Klaren darüber, dass jemand, der selbst noch keine Panik-Attacke erlebt hat und nicht an Depressionen erkrankt ist, das Geschilderte kaum nachfühlen kann. Trotzdem möchte ich meinen ganz persönlichen Leidensweg aufzeichnen, in der Hoffnung, dass es jemandem in einer ähnlichen Situation Trost spendet oder gar hilft.

**Beschreibung einer Attacke**

Keine klaren Gedanken, nur nackte Angst. Gefühl, dass unmittelbar etwas unheimlich Schlimmes bevorsteht. Körper beginnt verrückt zu spielen: Hitze steigt vom Magen in den Kopf, gleichzeitig kalter Schweißausbruch. Kribbeln in den Gliedern, Mund und Zunge werden schwer kontrollierbar, Sprechen fällt schwer, Atem gerät außer Kontrolle, stechender Schmerz in der Brust, manchmal bis in den linken Arm (Herzinfarkt?), Sausen in den Ohren, große innere Unruhe, Angst zu sterben, einmal sogar Bewusstlosigkeit.

# Angstsituationen

Folgende Situationen stellen für mich persönlich Belastungen dar, in denen es vermehrt zu Panikattacken gekommen ist. Diese Belastungen können bei anderen Menschen anders liegen, sind jedoch typisch für Menschen mit Panikstörungen:

Stress
Allein und nicht zu Hause
Psychische Belastungen: Zeitdruck, Verantwortung
Physische Belastungen: körperliche Anstrengungen, Hitze

# Psychodynamische Modelle

Einen Versuch, das psychodynamische Verständnis von Angststörungen in heutiger Sicht zusammenfassend darzustellen, unternimmt Huber (1999):

„Die unmotivierte, nicht objektgebundene Angst kann als existentielle Angst (Untergrundangst) im normalen und nichtneurotischen Seelenleben als allgemeine Grunderfahrung des Menschen vorkommen (...). Sie kann aber bei der Angstneurose auch Leitsymptom einer neurotischen Entwicklung sein; doch muss hier stets vorrangig eine endogene, schizophrene oder zyklothyme Erkrankung ausgeschlossen werden. Bei der Angstneurose (FREUD, 1895) tritt die Angst bei den hilflos-anklammernd erscheinenden Patienten als mit vegetativen Symptomen einhergehender Angstanfall (der phänomenologisch der „neurotischen Herzphobie", ..., und den „dysästhetischen Krisen" bei endogenen Psychosen entsprechen kann) oder als nicht auf ein bestimmtes Objekt bezogenes, frei flottierendes, intensives, länger anhaltendes Angstsyndrom auf. FREUD nahm ursprünglich als Ursache einen aktuellen Konflikt in Form sexueller Frustration mit Umsetzung verdrängter Libido in einen Angstaffekt an (...), z. B. bei Coitus interruptus oder Aufgabe von Ipsation (Onanie). Später und bis heute denkt man mehr an Trennungsängste (Verlassen werden und dadurch bedingte

Hilflosigkeit) bei Menschen, die in der Biographie Züge von Trennungsempfindlichkeit (angstneurotische Familienkonstellation) zeigen und stark von Schutzfiguren abhängig sind; ähnlich wie bei der Herzphobie (...) kann die Anwesenheit von Schutzfiguren, z. B. eines Arztes, das Symptom beheben. Angstneurotische Symptome kommen für sich allein oder kombiniert mit anderen neurotischen Erscheinungen, z. B. auch mit – lokalisierten – Phobien vor. Übereinstimmung besteht darin, dass Angstneurosen wie Phobien Ausdruck ungelöster Konflikte sind, wobei besonders die unbewusste Angst, Zuwendung zu verlieren, alleingelassen zu werden, Aggressionshemmung und Verkehrung ins Gegenteil eine Rolle spielen."

– Huber, Psychiatrie (1999) S. 460

S. Freud kannte das Phänomen Angst in zwei Zusammenhängen:

als Ausdruck bzw. als Folge eines innerpsychischen Konfliktes, etwa zwischen einem verbotenen triebhaften Impuls und einem strengen Gewissen. Angst resultiert hiernach durch die unvollständige Unterdrückung einer Wunschregung, z. B. eines sexuellen Verlangens und der Angst vor Bestrafung, sie ist Ergebnis eines Abwehrvorganges (Freud, 1895).
als Signalangst. In dieser Funktion signalisiert die Angst dem Ich das Vorhandensein einer inneren Bedrohung, z. B. durch ähnliche Konflikte wie oben

genannt. Sie steht dann am Beginn einer Schutzmaßnahme durch das Ich und ist somit Initiator eines Abwehrvorganges (Freud, 1926).

Nach psychoanalytischem Verständnis handelt es sich bei der Ausbildung einer Phobie in allererster Linie um eine aktive psychische Leistung und zwar im Besonderen um das Ergebnis einer intrapsychischen Abwehr: angsterregende Bewusstseinsinhalte werden verdrängt, wobei an die Stelle der ursprünglichen Inhalte (es kann sich um Vorstellungen oder Gefühle handeln) belanglose äußere Situationen gesetzt werden. Die Angst wird also an einen anderen „harmlosen" Ort verschoben, dem der „eigentliche (verbotene und deshalb angstbesetzte und verdrängte) Inhalt" nicht mehr angesehen und zugeordnet werden kann. Die Verschiebung ist selbst für den Betreffenden selber nicht mehr bewusst, auch er staunt, wo die Angst herkommt. Es ist zu beachten, dass die Phobie mehr als einfache Verdrängung ist. Diese würde zu einer akzeptablen Lösung nicht ausreichen. Durch die Verdrängung des spezifischen Vorstellungsinhaltes erfährt nämlich die vorher gebundene und gerichtete Furcht eine Regression zu einer ungebundenen entdifferenzierten diffusen Angst, die wegen des freien Flottierens äußerst schlecht zu ertragen ist. In einer zweiten Phase muss daher der Hauptabwehrmechanismus des phobischen Modus, nämlich die Verschiebung, zum Einsatz kommen, wodurch „künstlich" die Bindung an einen neuen Inhalt erreicht wird. Greenson formulierte dies einmal so: „Eine Form der Angst wird als Abwehr gegen eine andere Angst benutzt."

Der Vorteil des Verschiebungsmechanismus liegt darin, dass aus der ursprünglichen inneren Gefahr eine äußere konstruiert wird: eine äußere Gefahr hat den „Vorteil", dass sie leichter vermieden werden kann als eine innere.

Wie bei allen neurotischen Lösungsversuchen handelt es sich auch bei der Phobie um einen Kompromiss, der darin besteht, dass auf der einen Seite die verbotenen Wünsche und Strebungen unbewusst bleiben können und nicht wirksam werden, auf eine verzerrte Weise, nämlich als phobische Reaktion, aber dennoch partiell ausgelebt werden können.

# Meine Geschichte

Meine erste Panik-Attacke erlebte ich während meiner Einlieferung in das Jugendheim Glonn bei Ebersberg. Es war im VW Bus und ich lag am Boden unterhalb der Hintersitze als mich die Beamten des Jugendamtes von Nürnberg nach Ebersberg fuhren. Ich war damals 13 Jahre. Ich durfte mich nicht bewegen und er Beamte des Jugendamtes stelle seine Füße auf mich bis wir angekommen sind. Ich durfte nicht Aufstehen dachte nur wie komme ich hier raus. es waren zwei Beamte, einer der die Füße auf meinen Körpers hatte, der andere fuhr vorne. Ich wollte beim Anhalten rauspringen und weg rennen. Dazu kam es nicht mehr. Plötzlich hatte ich Mühe mit atmen und bekam Schwindelanfälle, sodass ich mich ganz auf Boden legen musste, um nicht in Ohnmacht zu fallen. Ich bekam kalte Schweißausbrüche und mein Herz begann zu rasen, dass es mir in der Brust wehtat. Meine Glieder wurden taub und meine Lippen kribbelten, dass mir das Sprechen schwer viel. Ich bekam mächtig Angst, weil ich glaubte, etwas mit dem Herz sei nicht in Ordnung. Der Notarzt in Jugendheim in Ebersberg stellte aber schnell fest, dass mit dem Herzen alles in Ordnung war. Er spritzte mir ein Beruhigungsmittel und die Erzieher schickten mich in die Kellerzelle. Dort verblieb ich 2 Wochen bis man mich oben mit den anderen Jugendlichen zusammen ziehen ließ.

Jeder Verkehr oder Umgang mit den Dienern des Staates erzeugt bei mir eine Angst die nicht zu kontrollieren ist. Nach der Feststellung 1978 das ich Alkoholiker geworden bin, kam ich in das LKH Köln. Ich flüchte nach Barcelona stellte mich aber wieder der Deutschen Botschaft und jener nahm Kontakt auf mit den LKH, welche mich dann nach den Rückflug nach Köln aus den Flugzeug mit den Krankenwagen holten , denn schon alleine das Wiedersehen mit den damals noch existierenden Passbeamten des Flughafen erzeugte Anfälle die ich nicht kontrollieren konnte. Mit der Krankenliege und in einen Krankenwagen lieferte man mich zurück in das LKH. Mein Arzt Prof. Dr. Auch diagnostiziertem einen Nervenzusammenbruch, verschrieb mir Beruhigungstabletten und gab mir den Rat länger im LKH zu bleiben.

In der Folge hatte ich immer öfter diese Symptome. Manchmal stach es sehr stark in der Brust und der Schmerz strahlte in den linken Arm aus, wie bei einem Herzinfarkt. Dann stand ich Todesängste aus und wusste oft nicht mehr, wie ich nach Hause gekommen bin. Ein Herzspezialist versicherte mir nach eingehender Untersuchung, dass mit dem Herzen alles in Ordnung sei. Doch das beruhigte mich nicht lange, denn irgendwo her mussten diese Symptome ja kommen.

Mit der Zeit fiel mir auf, dass vor allem in Stress oder Konfrontationssituationen mit Beamten, Behörden,

Ämter die Anfälle auftraten. Zugleich begann ich eine Psychoanalyse. Doch das verbesserte die Situation nicht lange. Immer häufiger traten die Symptome auf, besonders auch, wenn ich mich unter Menschen befand. So konnte ich nicht mehr in öffentlichen Verkehrsmitteln fahren, ich hatte den Eindruck als würden Schweine mit einer BILD Zeitung in der Hand mich an runzeln, nicht mehr in Einkaufszentren hinein dort bekomme ich Platzangst und sogar das Essen in der Kantine war mir nicht mehr möglich. Schlimm war auch, wenn ich irgendwo Schlange stehen musste. So mied ich immer mehr Situationen. Schließlich war es mir nicht mehr möglich, in die Psychoanalyse zu gehen, welche nach Jahren immer noch kein Ergebnis zeigte. Schlussendlich konnte ich ohne Begleitung die Wohnung nicht mehr verlassen. Ich schluckte täglich Tranquilizer, später auch Antidepressiva, weil Tranquilizer abhängig machen sollen. Ich habe viele Ärzte aufgesucht und etliche Mal musste ein Notarzt gerufen werden. Die Diagnose lautete zuletzt: Depressiv gefärbte Angstneurose. Ich konnte damit nicht viel anfangen!

Eines Tages bekam ich ein Buch, das von Panik-Attacken handelte und in dem genau meine Symptome meine Angst die Ursachen beschrieben wurden. Jetzt ging mir ein Licht auf. Endlich wusste ich, was mir fehlte und was es erzeugte. Das hat mir zwar nicht meine Angst genommen aber ich weiß wer und wie sie auslosest wird. Die Behandlungsvorschläge der Neurologie und die

Zukunftsaussichten machten mir aber sehr zu schaffen.

Mit der Zeit in den letzten zwei Jahren verschlechterte sich mein Zustand wieder als ich indirekt mit der Realität konfrontiert würde als durch meine Umgebung , der Einfluss die damit entstandene Situation ich mit der Vergangenheit verbunden werde ohne davon flüchten zu können. Ich war zweimal verheiratet, habe Kinder, aber die Angst verfolgte mich wie ein Virus Ich bin nicht mehr in der Lage, einen neuen Wechsel zu suchen und wurde in der Folge weiter Krank. Seit einiger Zeit leide ich unter mittleren bis schweren Depressionen. Die Panik-Attacken sind jedoch fast verschwunden. Trotzdem wage ich mich nur selten alleine weiter fort, als ich an einen Tag noch zurücklegen kann. Ich habe schon etliche Antidepressiva ausprobiert, leider ohne spürbare Besserung. Dafür waren die Nebenwirkungen unerträglich. Zurzeit versuche ich so über die Runden zu kommen und probiere wieder mal ein neues Medikament, wenn ich eine ganz schlechte Phase habe.

Seit 1979 bin ich Schwerbehindert mit 60%. Seitdem, ich war ja nicht mehr in Deutschland um meinen Schwerbehinderten zu Erneuern und um feststellen zu lassen wieviel % ich wohl nun Behindert bin. Um das aber feststellen zu lassen müsste ich den ganzen Weg über das Jobcenter gehen, dann von einen

Beamten zum nächsten und meine Angst und Depressionzustaende würden mich dann wahrscheinlich von solchen Schritten abhalten. Die Angst, die Anfälle, die Angst durch den zwangshaften Umgang mit allen Behörden, Beamten und Dienststellen sind schlimmer als man sich Vorstellen oder ich es erklären könnte.

Bin ich selbst schuld, bin ich selbst zu schwach, bin ich selbst ein Versager mich den oder Situation zustellen? Ich weiß es nicht, denn schon wenn ich an die Tür eines Amtes klopfe oder ein Beamter mich anspricht, ist es nicht mehr zu kontrollieren. Der Schweiß fängt an zu laufen, das Schwäche Gefühl befällt mich und der Schmerz im linken Arm beginnt mir das Herz zu zu druecken. Die Beine zittern, ich habe das Gefühl nicht mehr stehen zu können, und wie oft, auch hier falle ich dann um und lande auf der Notstation.

Resultat. Posttraumatische Zustünde werden meisten Diagnostiziert. Lösung, wird kein Angebot außer einer Behandlung mit einem Neurologen und neue Medizin. Verlasse ich die Situation, verlasse ich die mir Angst erzeugende Umgebung, losest sich die Angst oft ohne Medizin.

### *Wie weiter?*

Zum Glück bin ich es gewohnt, selbständig und zu Hause zu arbeiten. Mir wird es nie langweilig und ich habe viele Projekte im Kopf, die ich gerne realisieren möchte. Seit 1992 arbeite ich als Schriftsteller bin auch Verfasser einiger Web und Videoseiten.

Daneben bilde ich mich ständig autodidaktisch weiter auf den Gebieten Parapsychologie, Buddhismus sowie Orientale Philosophie

Viel Freude macht mir auch mein Wohnwagen der unten in der Garage steht, meine beide Hunde, so auch das ich endlich mit meinen Auto weiter gekommen bin und es fahrbereit habe.

Ich habe gelernt, mit meiner Krankheit zu leben. Ich muss mich wohl damit abfinden, dass mir ein schwaches Nervensystem gegeben ist. Ich bin leider soweit, dass ich in Zeiten nicht ohne Medikamente auskomme. Ich versuche meine Krankheit soweit möglich zu ignorieren und konzentriere mich lieber auf interessante und neue Dinge.

Zwischenzeitlich bin ich 100% Schwerbehindert, anerkannt habe das G aber warte darauf das man auch im Amt erkennt , dass ich eine Begleitperson brauche, denn es ist schon so, dass es einfach nach meinen Schlaganfall im Dezember nicht mehr alleine geht, ja das an der Straßenbahnhaltestelle stehe und denke, wie es wohl wär wenn ich darunter liege , das ich den Kölner Dom ansehe und mich frage wie es wohl wäre wenn ich als Engel von da oben geflogen komme. Es ist keine Freude mehr in Leben und ich bestehe nur noch aus meinen Büchern und Amtsbriefen und den üblichen schriftlichen Streitverkehr in dieser leeren gefühllosen

Gesellschaft. Es umgibt dich eine Leere die den Tod nah sein muss, nur dann die Frage, wie wird es sein. Ich verurteile keinen mehr, nein. Wir wurden n ach dem Krieg zu einen gefühllosen Raubtiergesellschaft erzogen welche alle Werte abgelegt hat mit einigen Ausnahmen. Die Jugend heute draußen zeigt mir das ich im Kinder und Erziehungsheim nicht das einzige Opfer war sondern gerade die kommende Generation wird noch viel mehr unter Depressionen leiden , denn sie lebt ganz ohne Sinn nur noch ‚getrieben' wie Freud es beschreibt.

Ich komme mir vor als wie wenn ich jetzt das Loch wär in welchen auch diese nächste Generation fallen wird. Die Gemeinschaft hat versagt nach 1945 und wir sind eine Raubtiergesellschaft geworden in welche der Stärkste weiter kommt, egal was er für einen Tätigkeit macht oder was für einen Charakter er hat. Fressen oder gefressen werden.

Quellen

www.hohnerlein.de; hohnerlein.de
Neuer Therapie-Ansatz: Rezeptor für Stresshormone blockiert; Angst- und Panikhilfe Schweiz (APhS)

VERFASSER

**Heinz Duthel**

**Master in Orientaler Philosophie**

**Webseite : pressebank.com**

**Email und Kontakt:**

**duthel at gmail.com**